NOTICE BIOGRAPHIQUE

SUR

M. J. P. LE CHEVALIER,

Professeur d'Histoire naturelle,

Lue à la Société Archéologique d'Avranches, dans sa séance
du 7 Avril 1842,

PAR M. LE HÉRICHER,

Professeur de Seconde.

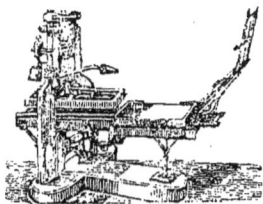

Avranches,

E. TOSTAIN, IMPRIMEUR-LIBRAIRE, RUE DES FOSSÉS, 6.

—

M DCCC XLII.

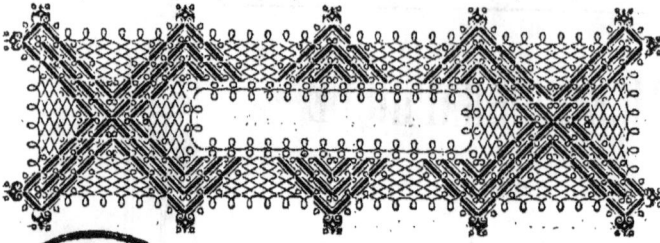

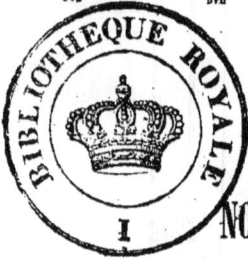

NOTICE BIOGRAPHIQUE

SUR

M. J. P. LE CHEVALIER,

Professeur d'Histoire naturelle,

Lue à la Société Archéologique dans sa séance du 7 avril 1842.

Un double intérêt s'attache aux personnages histo-
riques : à leur valeur personnelle se joint l'importance
de leur temps, à l'éclat que jette leur génie ou leur
talent se mêle celui des faits et des institutions au milieu desquels ils ont vécu et dont ils ont été les instrumens. Aussi pour connaître l'individu, il faut se garder
de l'étudier en lui-même comme une abstraction indé-
pendante : il faut au contraire l'étudier simultanément
avec ce qui l'environne, pénétrer le milieu dans le-

1842

quel il a vécu, chercher une partie de sa grandeur
dans la grandeur des idées et des institutions contem-
poraines, comme aussi une partie de ses imperfections dans les imperfections de son temps; car un
homme reçoit de tous les hommes plus qu'il ne leur
donne, et l'individu, quelque grand qu'il soit, est toujours plus petit que l'humanité. Cette méthode histo-
rique ne s'applique pas seulement aux hommes qui
jouent les grands rôles sur la scène du monde, elle
s'applique encore à des hommes d'une gloire moins
éclatante, aux illustrations locales. Eux aussi ont subi
les influences de leur temps, ils ont été les membres
d'une institution et les instrumens d'une idée : dans
leur histoire, à eux, aussi la chose et l'homme se com-
plètent l'une par l'autre. C'est pourquoi en traçant la
biographie d'un homme de notre pays, tout en tenant
compte de sa valeur personnelle, qui sera l'âme et
l'unité de notre récit, nous jetterons quelques regards
sur son époque qui fut féconde en grandes choses, et
sur l'institution célèbre dont il fut un des membres.
Nous osons espérer une bienveillance d'intérêt pour la
biographie d'un homme au nom duquel se rattachent
deux grands souvenirs, l'École centrale et la formation
du Jardin des Plantes.

M. Jean-Pierre Le Chevalier naquit au manoir de
Servon, en 1782. Il fit avec succès ses études au collége
d'Avranches, et les compléta à Caen par son cours de
philosophie. Son goût pour les productions de la nature et son instinct observateur se manifestèrent de
bonne heure, et quand il fut arrivé à l'âge où l'on
choisit une profession, il se décida pour la médecine,
dans l'étude de laquelle il conciliait sans doute l'a-
mour des sciences naturelles et la nécessité de se faire
un état. Le temps de ses études médicales, malgré les
agitations de cette époque, fut rempli par le travail,

et des notes de clinique qui nous restent attestent
l'exactitude et la patience qu'il apportait dans ses observations, et qui furent un des caractères dominans
de son esprit. L'étudiant en médecine, doué d'un carac-
tère paisible et d'un esprit passionné pour la nature, se
tint en-dehors des mouvemens politiques : il chercha des
distractions et des délassemens dans l'étude des sciences
naturelles transportées hors de leur cadre médical. Il
pouvait puiser à des sources faciles et fécondes; il
avait le Muséum d'histoire naturelle, il entendait
Desfontaines, il herborisait avec Thuillier. Il s'était
déjà fait connaître dans son pays natal par son goût
pour les sciences naturelles, et une lettre de l'administration centrale du département de la Manche
prouve que M. Le Chevalier, qualifié du nom d'élève
de l'école de santé de Paris, s'occupait avec zèle et
succès d'obtenir du gouvernement des envois pour la
formation du Jardin des Plantes et du cabinet de l'é-
cole centrale. Il fut nommé, en l'an VII (1799), com-
missaire, et « invité à continuer ses soins tant auprès
du ministre de l'intérieur qu'auprès de l'administration du Muséum pour l'obtention des objets d'instruction publique nécessaires au succès des différentes
parties de l'enseignement dans l'école centrale du département de la Manche. »

Cette école venait d'être établie et commençait son
organisation. La Convention nationale qui créa l'école
Polytechnique, l'école Normale et l'Institut, avait dé-
crété, le 7 nivose an III, l'établissement des écoles
centrales pour l'enseignement des sciences et des arts,
et les avait dotées avec libéralité. Elles devaient
enseigner quatorze branches des connaissances humaines et posséder quatorze professeurs. Celle d'A-
vranches ne remplit pas complétement cette condition :
elle n'eut pas de professeur d'hygiène, d'arts et mé-

tiers, d'agriculture et de commerce. Quelques dispositions de cette loi sont remarquables comme présentant ces imitations des républiques anciennes, qui firent, sous quelques rapports, de la révolution française une renaissance politique, comme une autre imitation avait fait au XVIe siècle une renaissance littéraire et artistique.

Reçu médecin, M. Le Chevalier était revenu dans son pays, et avait, en l'an VII, fixé sa résidence à Pontorson, où s'était refugiée sa famille plusieurs fois attaquée et menacée par des bandes de chouans normands et bretons. Peu confiant dans son art, et trop sensible au spectacle des infirmités humaines, il n'exerça la médecine que quand ce fut pour lui un devoir impérieux. Il se livrait à ses études chéries, il explorait les campagnes de ce pays, dont la Flore lui offrait à la fois les plantes de la terre, des fleuves et de la mer. Il était en relation avec M. Dubuisson, jardinier de l'école centrale, qui s'occupait alors de l'étude des Fucus, et avec d'autres amateurs du pays, MM. Duhamel et Lemoine des Mares. Ce fut alors qu'il connut M. Le Berriays. C'était l'époque du ministère de François de Neuf Château, un des directeurs, littérateur et poète, qui se plut à favoriser et à récompenser les gens de lettres. M. Le Chevalier se trouvant chez M. Duhamel entendit parler de l'état de détresse dans lequel se trouvait M. Le Berriays qui travaillait alors à la *Pomone française*, et qui n'était pas assez riche pour publier cet ouvrage. Il donna le conseil à ses amis de s'adresser au directeur qui avait le département de l'intérieur. M. Le Court, imprimeur, pria M. Le Chevalier, qui connaissait MM. Thouin et Louiche du Jardin des Plantes, de se faire l'interprète des besoins du vénérable agriculteur, et de solliciter pour lui une pension de 1200 fr. Cette pension lui était due par M. Gilbert des Voisins dont les biens avaient été confisqués pour cause d'émigration, et ses droits comme créancier de la nation n'étaient pas moins légitimes que ceux qu'il avait comme savant. Nous ignorons quelles furent les démarches de M. Le Chevalier et leur succès, nous constatons ici la circonstance qui le mit en rapport avec M. Le Berriays. Mais nous sommes persuadé que celui qui en toute occasion exprima son respect et son estime pour le savant agronome, qui rendit hommage « au philosophe du Bois-Guérin » dans son Catalogue, et devant ses élèves dans son cours, fit tous ses efforts en faveur de ses droits et de sa pauvreté.

M. Le Chevalier resta peu de temps à Pontorson ; vers le milieu de l'an VII il partit pour l'armée, où il avait obtenu une place d'officier de santé. Cette détermination peut paraître surprenante, et l'on comprend qu'un botaniste de ses amis, Degland, lui écrivit: « Je vous avouerai que je suis étonné que vous preniez ce parti. Que sont donc devenus nos projets d'histoire naturelle, et surtout de botanique, qui devaient amicalement nous rapprocher ? » Mais le naturaliste a pu céder à cette ardeur belliqueuse, à cet amour de la gloire qui remplissait à cette époque le pays, alors que la France luttait avec énergie contre l'Europe, tandis qu'une de ses armées accomplissait la merveilleuse expédition d'Égypte. Il a pu croire qu'un médecin jeune et indépendant pouvait mieux servir sa patrie dans les hôpitaux, dans les ambulances, et sur les champs de bataille que partout ailleurs. Peut-être aussi ses rêves de sciences le transportaient-ils dans des expéditions lointaines, dans des natures nouvelles, cueillant une fleur sur le bord de la route, dans la marche militaire, ou sur le champ du bivouac, semblable à cet autre soldat helléniste qui ne voyait dans

ses étapes que des bibliothèques où il espérait trouver
des livres précieux et des manuscrits. On peut sup-
poser en lui ces espérances, quand, d'après une de ses
lettres, nous le voyons, dans un voyage de Paris à
Avranches, herborisant lorsque la diligence gravit les
côtes et que les voyageurs prennent leur repas. Quoi-
qu'il en soit, nous le trouvons à Paris en frimaire
an VII, avec le titre d'officier de santé. Mais alors encore il est tout à la botanique : M. Dubuisson lui rend
compte de ses découvertes cryptogamiques, et lui fait
passer des échantillons de ses récoltes ; à son tour, il
envoie au jardin naissant d'Avranches des graines
précieuses, et agit auprès de la députation du département pour qu'elle obtienne du corps législatif la cession du jardin et des bâtimens des Capucins.

Le jardin botanique d'Avranches, créé par la loi de
la Convention nationale sur l'instruction publique du
7 nivôse an III, était le jardin du couvent des Capucins
qui avait été cédé par le département en l'an V. Les
bâtimens du couvent ne furent point adjoints à l'établissement, quoique les professeurs les eussent de-
mandés pour établir un amphithéâtre, des collections,
des loges d'animaux vivans, des réservoirs pour les
poissons, des appartemens pour les jardiniers et les
outils du jardinage. Admirablement situé pour la vue
et l'exposition, dans un bon sol depuis long-temps
cultivé, le jardin botanique n'avait qu'un inconvé-
nient, celui de ne pouvoir nourrir les plantes quelque
peu aquatiques. Sa position topographique lui assurait
des tributs nombreux par les ports de Granville et de
Saint-Malo, et il n'était qu'à quelques pas de l'école
centrale. M. Perrin, qui fut le premier professeur
d'histoire naturelle de cette école, s'occupa principa-
lement, en l'an VII, de la disposition matérielle du
jardin : il éleva des murs, dessina les lignes, forma

les planches et les allées, et commença les semis et les
plantations. Ce fut pendant son professorat que fut
faite au corps législatif la demande de confirmation
de la cession du jardin et des bâtimens faite par le
département. C'était plutôt un bon professeur qu'un
savant, et il jouissait de la réputation de bien faire tra-
vailler les élèves. Il avait de grandes vues sur la formation du jardin pour lequel il avait demandé l'ad-
jonction du corps de bâtimens, mais des raisons de
santé le déterminèrent à donner sa démission. M. Le
Chevalier, qui s'était déjà signalé par son zèle pour
le développement de l'école et du jardin, que le département avait pris pour intermédiaire entre lui et le
gouvernement, qui s'était fait connaître dans son pays
par son amour des sciences naturelles, fut appelé à lui
succéder en vendémiaire an VIII (1800), par l'administration centrale du département, et par les membres
du bureau d'administration qu'on appelait alors les
membres du jury. Dans son discours d'ouverture, pro-
noncé le 6 brumaire, après avoir exprimé son zèle et
son amour pour une science qu'il avait quittée par
état, il présenta l'éloge de la botanique, exposa le plan
de son cours, et entra le jour même dans sa première
leçon. Son prédécesseur avait traité la minéralogie et
la zoologie : il annonça qu'il traiterait la troisième
branche de l'histoire naturelle, la botanique. Considé-
rer les végétaux dans leurs rapports, c'est-à-dire ex-
poser les principes, l'histoire, et les résultats de la
classification, constater les différences qui existent
entre les végétaux, les minéraux et les animaux, dé-
crire les espèces en unissant au point de vue botanique leurs rapports avec la médecine, la chimie et
les arts, tel était le plan du professeur, plan à peu près
complet, puisqu'il supposait l'étude de la terminologie
botanique, de la physiologie et de l'anatomie végétales.

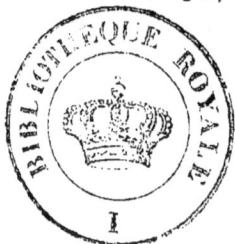

8

Dans la durée de son professorat, non-seulement il remplit ce programme, mais encore il enseigna quelques parties de la zoologie. L'enseignement des écoles centrales était plus fort que celui des colléges actuels : leurs élèves étaient en général plus choisis et plus âgés que ceux des colléges. Par la combinaison que ces écoles faisaient des généralités de la science avec ce qu'elle a d'élémentaire et de pratique, elles nous semblent avoir suivi une direction intermédiaire entre l'enseignement des facultés et des colléges de nos jours. Les leçons de M. Le Chevalier étaient simples et nettes, d'un style clair, pur et agréable. Esprit positif et pratique, comme la science de son temps, il résolvait la théorie en applications, et la ramenait aux réalités à l'aide des découvertes des autres et de ses propres observations. Son expression est quelquefois colorée : il aima et sentit la nature, il la peignit avec son cœur ; il y a en lui quelques traits affaiblis d'un homme qui devait avoir ses affections comme poète et comme botaniste, Jean-Jacques Rousseau. Ses élèves, qui occupent encore aujourd'hui les sommités des hiérarchies locales, ont conservé un tendre souvenir de leur excellent professeur, qui leur communiquait sa science avec cette bonté et cette patience qui donnent quelque chose de paternel au professorat.

Dès que M. Le Chevalier fut nommé professeur, il s'occupa avec zèle et activité de continuer l'œuvre ébauchée de son prédécesseur, de compléter et d'enrichir le jardin de l'École. Il commença par recueillir les plantes qui croissent naturellement dans le pays. Il se procura les végétaux exotiques cultivés chez les amateurs de la ville : MM. Dubuisson, jardinier de l'école, Lemoine des Mares, Villeneuve, donnèrent généreusement tout ce qui pouvait hâter l'organisation du jardin. Un voyage à Caen procura au professeur

plusieurs plantes intéressantes qu'il obtint de l'école
centrale du Calvados; et telle fut son activité qu'un an
après sa nomination, à la fin de l'an VIII, les espèces
rassemblées étaient au nombre de 800, comme le cons-
tata le catalogue qu'il remit alors à Paris à M. Thouin,
professeur d'agriculture.

Les rapports que M. Le Chevalier avait eus à Paris
avec des naturalistes distingués, et qu'il avait toujours
entretenus, servaient heureusement son zèle pour le
développement du jardin d'Avranches. Il avait eu pour
professeur l'illustre Desfontaines, qu'il montra dans
une de ses leçons sur l'histoire de la botanique « sourd
aux mugissemens des lions et aux sifflemens des ser-
pens, recueillant les productions du Mont Atlas. » Il
correspondait avec M. Thouin, professeur au jardin des
plantes, avec Ventenat, membre de l'Institut, avec
Thuillier, l'auteur de *la Flore Parisienne*, avec Vil-
morin, botaniste-cultivateur, avec Chacquart, l'auteur
d'un *Dictionnaire sur l'éducation physique et morale
de l'homme*, avec Bonpland, l'intendant des do-
maines de la Malmaison, qui périt au Brésil, avec l'illustre botaniste anglais Persoon. Il reçut des plantes
ou des graines de la plupart de ces naturalistes. Vil-
morin lui envoya, dans le mois de ventôse an XII (1802),
deux cèdres dont l'un est le bel arbre qu'on admire dans
le jardin, et dont la vigueur semble accuser plus de qua-
rante ans, et dont l'autre se voit, beaucoup moins beau,
dans le jardin de M. Le Chevalier, à Beaubuisson, en
Vergoncey. Un amateur de Cherbourg, dessinateur et
peintre de l'ancienne reine de France, M. Freret, en-
tretint avec lui des relations très-amicales, et mit à sa
disposition son jardin qui ne renfermait pas moins de
1,200 espèces. Le jardin botanique de Brest, les écoles
centrales de Caen et de Rennes lui firent part de leurs
richesses. Il reçut beaucoup de raretés par la voie de

mer. Il tira de Guernesey cette superbe Amaryllis gré-
nésienne, originaire du Japon, que le naufrage d'un
navire, revenant de ce pays, naturalisa dans cette île,
et d'Avranches il la répandit dans les autres jardins
botaniques et jusqu'à Paris. Des végétaux lui vinrent
de la Martinique; il en fit demander à son oncle, M. de
La Martre, colon à Saint-Domingue et capitaine de la
milice du Cap-Français. Il pria ou fit prier plusieurs
capitaines de visiter l'intérieur de la grande île de
Terre-Neuve. Il se procura le premier *Gardenia* qui
d'Avranches se répandit jusqu'à Paris, Brest, Caen,
Cherbourg, Fontainebleau. D'ailleurs dès qu'un végétal
intéressant était arrivé à Paris, le Muséum en faisait
jouir le reste de la France. M. Tesnière-Bréménil,
« homme passionné pour les sciences et qui occupe
lui-même un rang distingué parmi les savans, » con-
courut de tout son pouvoir à la prospérité de l'établissement, et à la fin de l'an ix (1803), le nombre des
plantes avait doublé. Dans cette même année, M. Le
Chevalier s'était occupé à rassembler les variétés les
plus intéressantes de fruits qui se trouvent dans le
pays, et il écrivait alors que chaque jardin botanique
devrait, à l'instar du Muséum de Paris, être accom-
pagné d'un jardin fruitier. M. Le Berriays favorisa cette
entreprise et lui donna des greffes des arbres qu'il
cultivait au Bois-Guérin. Cet agronome avait une idée
que l'on s'étonne de voir encore sans réalisation, puisqu'elle a un objet aussi important. La fabrication du
vin a été perfectionnée par les données de l'expérience
et les découvertes de la science : celle du cidre est
abandonnée à la routine et au hasard, et nulle règle
ne la dirige. Le projet du sage agronome était que le
gouvernement établît près du jardin d'Avranches une
pépinière de bonnes variétés de pommes à cidre. Voici
comment s'exprimait à ce sujet M. Le Chevalier : « Il

est incontestable que cette boisson, généralement usi-
tée dans plusieurs départemens, serait susceptible
d'une grande amélioration. On a parfois d'excellent
cidre : eh bien, si l'on avait tenu compte des raisons
qui ont conspiré pour le rendre tel, on serait assuré
chaque année de l'avoir de même qualité ou à peu près.
Les cultivateurs devraient donc faire la plus grande
attention aux variétés de pommes, à leur quantité res-
pective, au degré de maturité, à la proportion d'eau
de pilage, à la température des celliers. » Nous voyons
ici M. Le Chevalier faire honneur à M. Le Berriays
d'une idée très-utile et entourer son nom d'expres-
sions d'hommage et d'admiration. Il le fit toujours
quand il en trouva l'occasion, et voici comment il ter-
minait une de ses leçons sur les fruits : « C'est avec la
plus sincère reconnaissance que je rendrai hommage
au citoyen Le Berriays, illustre auteur du *Nouveau la
Quintinie*, homme profondément versé dans l'agriculture, qui, dans un corps affaibli par les années conser-
vant toute l'ardeur de la jeunesse, écrit constamment
pour le bonheur des hommes. »

M. Le Chevalier exposa les diverses raisons qui faisaient une nécessité de l'établissement d'une serre au
Jardin des Plantes. Il montra que l'agrément, l'intérêt
de l'enseignement et des expériences, la propagation
des plantes l'exigeaient impérieusement. Avranches
n'en possédait aucune à cette époque : aujourd'hui elle
en possède plus de cent. La serre qu'on voit encore aujourd'hui dans le petit jardin du Conservateur fut cons-
truite à la fin de l'an IX, d'après le plan tracé par M. Le
Berriays, qui a donné avec tant d'exactitude, dans le 4e
volume de son *Traité des Jardins*, les règles de cette
sorte de construction, et approuvé par le ministre de
l'intérieur. Elle fut terminée l'année suivante. Elle ren-
ferma bientôt un grand nombre de plantes précieuses

et rares surtout alors. On y vit les Amaryllis rayée,
dorée, ondulée, le Jasmin d'Arabie à fleur simple et à
fleur pleine, le *Gardenia* alors dans toute sa nouveauté,
le Cacte grandiflore qui épanouit sa première fleur dans
une nuit de thermidor an x (juillet 1800), la Rose de la
Chine, l'Hémérocalle plantaginée, l'Hortense du Japon,
la Lauréole des Indes, la Bicorne vivace, la Sensitive,
le *Datura* en arbre, etc.

En l'an x, l'organisation du jardin était achevée, et
il devenait indispensable de dresser l'inventaire de ses
richesses. M. Le Chevalier publia en cette année son
Catalogue, imprimé chez M. Le Court. Les plantes y
sont classées d'après la méthode naturelle de Jussieu,
avec la nomenclature latine de Linnée et la terminologie française de Lamark. Le jardin était distribué
comme il l'est encore, en trente planches, dont cha-
cune est divisée par l'allée du milieu en deux sections.
Les sections paires sont du côté du jardin particulier
du conservateur, les sections impaires du côté des
bâtimens des Capucins. Cette disposition est moins
commode, mais plus claire que l'ordre en boustro-
phédon. Le Catalogue énumère 2,357 espèces, en y
comprenant dans ce chiffre les plantes de la serre. Les
végétaux de la Normandie y figurent pour une moitié :
ceux des environs d'Avranches pour un tiers, et nous
croyons que les productions locales y sont à peu près
complétement représentées. Le Catalogue mentionne
quelques espèces déterminées, et nommées par M. Le
Berriays, des variétés de vignes et de fraisiers. Le
jardin d'Avranches avait aussi trois variétés de rosiers
qui lui appartenaient, le *Rosa burgundiaca minor*, le
Rosa carnea, et surtout le *Rosa Abrincensis*, que M. de
Brebisson, dans sa *Flore de Normandie* indique comme
une variété du *Rosa Gallica*. La découverte de cette variété est due à M. Le Chevalier. Voici comment il la

raconte dans une lettre à Ventenat, de l'Institut; du 10 nivôse an x : « Comme vous vous occupez dans un superbe ouvrage de publier les nouvelles plantes, il serait possible qu'on n'eût pas encore décrit un rosier que j'ai trouvé auprès d'Avranches, sur la haie d'un jardin. Je ne me rappelle avoir vu ce rosier nulle part, pas même à Paris. Il se rapprocherait du rosier musqué à fleur simple; mais sa fleur est beaucoup plus grande, ses pétales ont une légère teinte... » Ce rosier fut envoyé à Ventenat qui le caractérisa par le nom de *Rosa affinis moschatæ*; mais il fut appelé *Rosa Abrincensis* : il semble que le modeste professeur ait voulu honorer sa localité par un nom d'origine, et renoncer à la gloire la plus grande aux yeux du botaniste, celle d'attacher son nom à un végétal inconnu. Cette gloire, M. Le Berriays l'a obtenue du moment où un naturaliste belge, Van Mons, attacha son nom à une variété de la poire de Colmar, et à une fraise nouvelle qui est le produit de la grosse fraise du Chili.

Ce fut dans ses herborisations avec ses élèves que M. Le Chevalier recueillit la plupart des végétaux du pays. Il était très-aimé d'eux pour ses connaissances, sa grande douceur et son infatigable patience à enseigner : aussi pour eux une herborisation était une fête. Il explora le littoral de la baie pour les plantes marines et les plantes terrestres : il visita les îles Chausey d'où il rapporta une bruyère rare, l'*Erica multiflora*, et une jolie crucifère dont Ventenat lui parle dans une de ses lettres. Il envoya au Muséum de Paris la collection des fucus de notre littoral. Ce fut au retour d'une de ces herborisations que lui arriva un malheur dont le souvenir remplit d'amertume le reste de sa vie. Au retour d'un voyage aux îles Chausey, à quelques brasses du port de Granville, le navire qui portait le naturaliste et ses élèves fut chaviré par l'imprudence de quelques-uns qui montèrent dans les mâts. Trois élèves furent noyés, c'étaient MM. Gautier, Varin et d'Argouges. Le professeur n'échappa qu'avec peine à la mort, en se soutenant sur des planches et des avirons. Son collaborateur et son ami, M. Dubuisson, apprenant cette nouvelle, courut à Granville où il le trouva couché, malade et plongé dans l'affliction la plus profonde. A la suite de cet événement, le ministre de l'intérieur rendit un arrêté par lequel il interdisait les herborisations au-delà d'un bras de mer.

Tandis qu'il enrichissait le Jardin des Plantes, M. Le Chevalier n'oubliait pas les autres branches de l'histoire naturelle. Par ses soins une collection de minéralogie avait été commencée. Daubenton lui avait envoyé des minéraux, des végétaux fossiles, des zoophytes et des animaux. Il s'était mis en rapport avec l'école des mines qui donna à l'école centrale les cahiers qu'elle publiait et le consulta simultanément avec son collègue, M. Robinet, professeur de physique, sur les granits du pays. « Le gouvernement, lui écrivaient les membres du conseil, ayant le projet d'élever des colonnes colossales à la gloire de la nation, nous désirerions trouver des lieux d'où l'on pût tirer des granits ou des porphyres d'une belle qualité.... Ce qui nous manque, c'est la certitude de grandes masses réunies à un transport facile. » Plus tard, M. Le Chevalier adressa au préfet ses observations à ce sujet. La collection de minéralogie, placée avec les instrumens de physique dans l'un des deux pavillons qui avaient été ajoutés aux ailes du collége, fut bientôt assez riche pour avoir besoin d'un conservateur spécial. M. Le Chevalier proposa, en l'an xi (1803), à la nomination du préfet un homme qui était son ami, qui cultivait depuis long-temps l'histoire naturelle et qui s'était plu à enrichir le Jardin des Plantes, M. Le Moine

l'aîné, de la terre des Mares; cependant celle nomination n'eut pas lieu.

Il rédigea à cette époque une Notice sur les arbres
du département pour l'Annuaire que publiait M. Clément, secrétaire général de la préfecture de la Manche.
A peu près dans le même temps, un médecin d'Avranches, un des administrateurs de l'école centrale, M.
Guérin, adressait au même recueil, sur la demande
du préfet, la topographie médicale de la localité.

M. Le Chevalier avait un véritable amour pour l'é-
tude des végétaux : il aimait aussi l'enseignement et
l'école centrale. L'existence de cette école à Avranches
avait soulevé la rivalité d'une ville voisine, qui mit
beaucoup d'activité dans son hostilité et ses réclama-
tions, rivalité qui a toujours existé, et qui est peut-
être à la veille de renaître pour un objet analogue, la
possession du collége royal du département. M. Le
Chevalier se fit, à plusieurs reprises, l'organe et le dé-
fenseur de l'école auprès des illustres personnages
qu'il connaissait à Paris, et aussi d'une manière plus
officielle. Comme il était à présumer que l'Institut
serait appelé à prononcer sur le nombre des écoles
centrales et sur le lieu de leur établissement, il s'a-
dressa à un de ses membres, à Ventenat, pour défendre les intérêts de celle d'Avranches. Il écrivit une
pétition dans laquelle il exposa tous les inconvéniens
qu'il y aurait à recommencer des établissemens d'instruction, et tous les avantages qui devaient assurer à
Avranches la conservation de l'école. Cette pièce, qui
a maintenant un mérite d'actualité ou qui l'aura bientôt, écrite avec convenance et sagesse, mérite d'être
conservée comme un monument du passé et comme
une utilité pour l'avenir. Nous l'aurions insérée, si
nous n'eussions craint d'étendre un récit peut-être
déjà trop long.

- Quand, sous le Consulat, il fut question de changer l'organisation de l'Instruction publique, lorsque perçait déjà cette volonté de fer qui jeta la France républicaine dans un moule nouveau, et qui savait que l'instruction était la clef de l'avenir, il éleva encore la voix en faveur de l'école. Dans l'année même (an x), où parut le projet d'instruction publique, il écrivit à Ventenat avec une vive indignation contre ce projet. Alors l'école d'Avranches était en pleine activité : le jardin était complété, la bibliothèque organisée, le cabinet d'histoire naturelle enrichi; il y avait plus d'étudians qu'à Rennes.

Mais les écoles centrales devaient disparaître. Elles furent remplacées par les Lycées et les Colléges. Le 11 floréal an x (1er mai 1802), parut la loi sur l'Instruction publique qui divisait les établissemens d'enseignement en écoles primaires, écoles secondaires ou Colléges, Lycées et Ecoles spéciales. Les Lycées héritèrent à peu près du plan d'études des écoles centrales, mais ils furent répartis avec moins de libéralité : chaque département avait au moins une école centrale, il n'y eut qu'un lycée par tribunal d'appel. M. Le Chevalier fut vivement affecté par cette révolution qui allait désorganiser l'école d'Avranches, séparer ses collègues, disperser ses élèves, annuler son jardin, et changer toute son existence. Avranches ne conserva qu'un collége ou école secondaire, origine de celui qu'elle possède aujourd'hui. C'était alors le conseil communal qui nommait aux chaires de cet établissement: aussi s'empressa-t-il de nommer M. Le Chevalier à la chaire d'histoire naturelle, et le maire, M. Tesnière-Bréménil, lui transmit cette nomination sous les formes les plus honorables et les plus flatteuses. Il ne crut pas devoir accepter : il dit adieu à l'école et au jardin qu'il ne voulut plus jamais revoir. La direction

du jardin passa aux mains de M. Dubuisson qui avait
été son collaborateur, et qui resta son ami. Il enseigna
la botanique et forma plusieurs élèves. M. Le Chevalier
resta à Avranches, cultivant toujours l'histoire naturelle, correspondant avec des savans de Paris et du
pays, visitant la Capitale et complétant son Herbier
qui est maintenant en la possession de son neveu, M.
Prosper Le Chevalier, membre de cette Société, dont
les obligeantes communications et les pieux et fidèles
souvenirs nous ont fourni les élémens de cette biographie. Dans cette période de sa vie, vers 1809, il revit
et compléta, sur la demande de M. Clément, une notice sur la botanique du département. Vers 1810, il se
retira à la campagne, à sa terre de Beaubuisson, dans
la commune de Vergoncey. Il eut là un jardin botanique dans lequel il concentra ses soins et ses affections. On y voit encore quelques-uns des arbres qu'il
y planta, entr'autres le cèdre qui est le frère du nôtre,
et un arbre qui est peut-être unique dans le pays, un
chêne liège. Il vécut dans la plus grande simplicité, au
milieu d'occupations uniformes et régulières, avec les
gens de la campagne parmi lesquels il répandait ses
conseils et ses bienfaits. Il écrivit beaucoup alors, mais
pour lui seul : c'étaient des notes botaniques et météo-
rologiques, remarquables par leur exactitude, tous les
détails de ses actes, le journal de sa vie. Chaque se-
maine il venait à pied revoir Avranches et sa famille.
Doué d'une robuste constitution, il promettait une
longue carrière, mais il fut emporté par une paralysie
en 1829. Il mourut avec calme et dans la plénitude de
ses facultés, en disant qu'il valait mieux mourir que
souffrir. Les pauvres furent l'objet de ses dernières
volontés.

Quand, après avoir suivi pas à pas l'existence de
cet homme de science et de vertu, nous jetons un coup-
d'œil sur l'œuvre capitale de sa vie, le Jardin des
Plantes, quand, à la vue de ses allées désertes et de
ses planches dégarnies, nous nous reportons au temps
où la nature universelle y avait des représentans de
tous ses types et de toutes ses formes, où une jeunesse
studieuse y venait en foule constater et préciser dans
la vie végétale les lois et les observations de la science,
quand nous pensons que l'étude de la botanique est
presque morte dans une localité qui possède un Jardin
des Plantes, et dont la nature offre à la fois la flore
des campagnes, des montagnes et des mers, nous ne
pouvons nous défendre d'un douloureux sentiment de
regret pour le passé. De généreux efforts ont été faits
pour conserver le dépôt de nos pères : l'honorable
Conservateur, dont les ressources financières sont si
bornées, et qui entretient au moins dans le jardin les
plantes indigènes qu'il recueille dans ses herborisations, vous soumettait naguères un projet utile, qui
bien qu'insuffisant selon nous pour faire renaître le
goût de la botanique, témoigne de toute sa sollicitude ;
malgré tout cela, ce trésor s'appauvrit, les arbres
tombent sous la hache, le Catalogue de 1802 est réduit
de moitié, le Jardin des Plantes n'est qu'une pro-
menade, le dahlia se dresse dans les planches, l'agrément envahit la science. Il serait digne de cette Société,
conservatrice des choses du passé, protectrice des dé-
veloppemens de l'instruction, qui a admis dans son
Musée les autres branches de l'histoire naturelle, et
qui trouvera dans ce jardin un magnifique herbier
vivant, d'élever la voix vers l'autorité municipale en
faveur de la conservation et du développement du

Jardin des Plantes et de l'enseignement de la botanique. Cet établissement peut être pour elle d'une grande importance dans une question que lui réserve l'avenir.

Le Héricher.

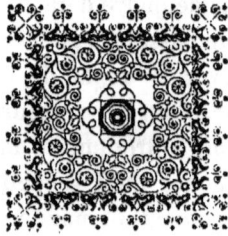

—Avranches,—Imprimerie de E. Tostain,—

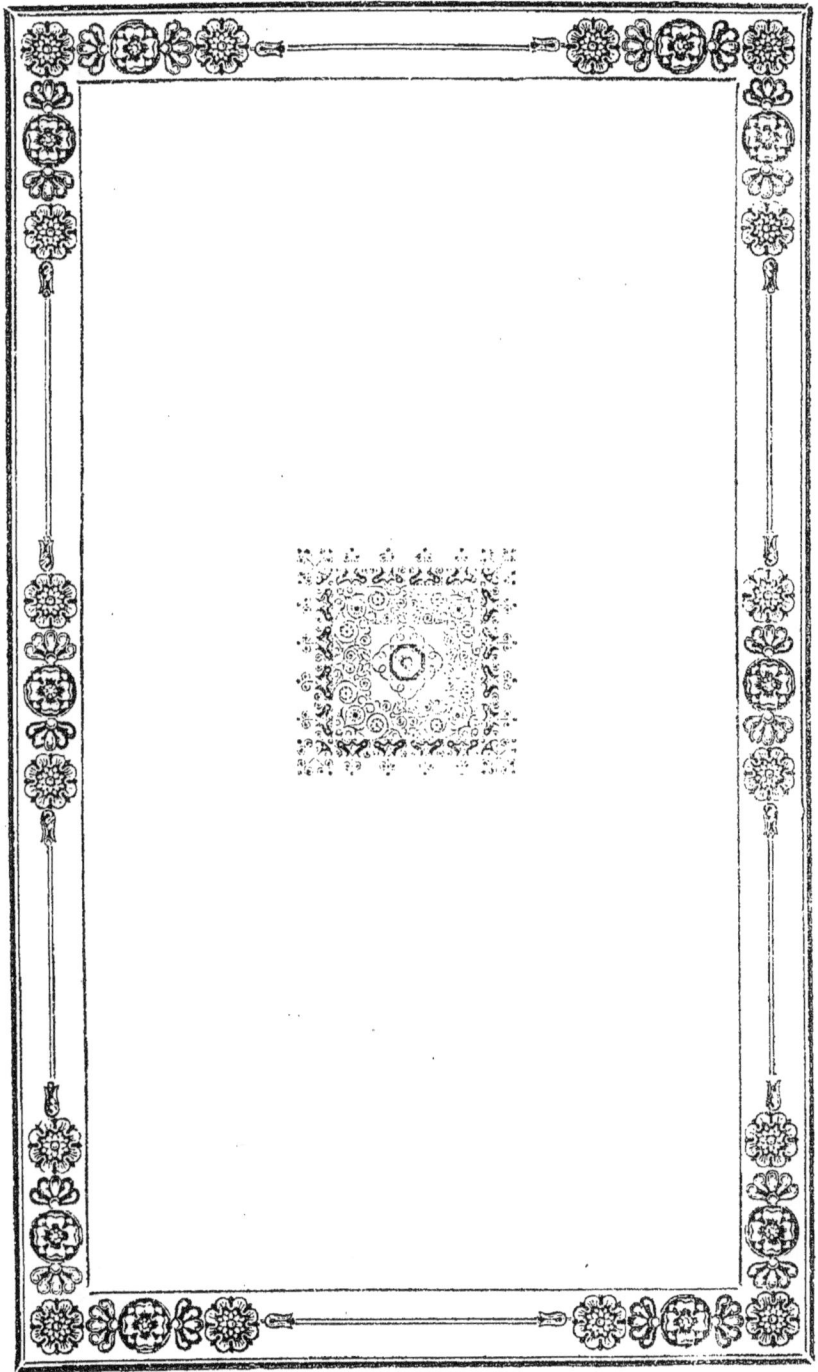

www.ingramcontent.com/pod-product-compliance
Lightning Source LLC
Chambersburg PA
CBHW070217200326
41520CB00018B/5680